DU ROLE QUE JOUENT

LES

BOISSONS ALCOOLIQUES

DANS L'AUGMENTATION DU NOMBRE DES CAS

DE FOLIE ET DE SUICIDE

PAR

M. le Dr L. LUNIER
Inspecteur général du service des aliénés
et du service sanitaire des prisons de France.

DEUXIÈME MÉMOIRE.

PARIS
F. SAVY, LIBRAIRE-ÉDITEUR
24, RUE HAUTEFEUILLE, 24

1872

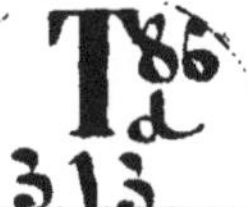

DU ROLE QUE JOUENT

LES

BOISSONS ALCOOLIQUES

DANS L'AUGMENTATION DU NOMBRE DES CAS

DE FOLIE ET DE SUICIDE

PAR

M. le Dr L. LUNIER
Inspecteur général du service des aliénés
et du service sanitaire des prisons de France.

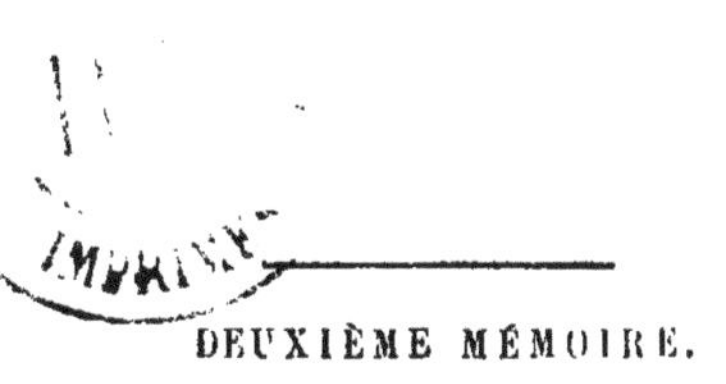

DEUXIÈME MÉMOIRE.

PARIS
F. SAVY, LIBRAIRE-ÉDITEUR
24, RUE HAUTEFEUILLE, 24

1872

Extrait des Annales médico-psychologiques
5e Série, tome VII, Mai 1872.

DU ROLE QUE JOUENT

LES

BOISSONS ALCOOLIQUES

DANS L'AUGMENTATION DU NOMBRE DES CAS

DE FOLIE ET DE SUICIDE[1]

Dans un mémoire lu à l'Académie de médecine au mois de mars 1869, j'ai exprimé l'opinion que l'augmentation du nombre des cas de folie, beaucoup moins considérable d'ailleurs qu'on le pense généralement, provenait à peu près exclusivement, depuis un certain nombre d'années, de l'accroissement du nombre des cas de paralysie générale et des cas de folie déterminés par l'abus des boissons al-

---

(1) Un extrait de ce mémoire a été lu à l'Académie de médecine dans la séance du 22 août 1871; j'ai pu me procurer depuis cette époque des documents beaucoup plus complets et le travail que je publie aujourd'hui embrasse tous les départements à l'exception du Cantal, de la Loire, de la Haute-Loire, de la Moselle, de la Corse, des Alpes-Maritimes, de la Savoie, de la Haute-Savoie, du Haut et du Bas-Rhin, sur lesquels je n'ai pu obtenir que des renseignements insuffisants.

cooliques; je viens exposer aujourd'hui le résultat de mes recherches sur cette dernière cause d'augmentation du nombre des aliénés.

Dans un rapport officiel resté inédit, où nous avons, MM. Constans, Rousselin et moi, essayé d'établir, pour l'année 1864, l'influence relative de quelques-unes des causes d'aliénation mentale, nous avons évalué à 10.22 p. 100 (14.78 pour les hommes et 3.37 pour les femmes), pour la France entière, la part de l'alcoolisme. Il m'a semblé qu'il y avait quelque chose de plus à faire, qu'il serait intéressant notamment de savoir quel rapport pouvait exister, dans les divers départements, entre l'augmentation du nombre des cas de folie de cause alcoolique et des suicides et l'accroissement de la consommation de l'alcool.

Grâce à l'obligeance des divers fonctionnaires de l'administration des finances, j'ai pu me procurer, pour chaque département et à trois époques différentes — 1849, 1859 et 1869—, les chiffres représentant la production et la consommation des principales boissons alcooliques, le vin, le cidre, la bière et l'alcool.

D'un autre côté, j'ai relevé sur place et dans les documents publiés par les médecins d'asiles ou qui m'ont été communiqués par eux, le chiffre relatif des cas de folie de cause alcoolique admis dans ces établissements pendant les périodes 1856-58 et 1867-1869 (1).

Enfin, j'ai obtenu d'après les documents statistiques publiés par le ministère de la justice, la proportion annuelle sur 100,000 habitants, des cas de suicide observés dans les divers départements français en 1849-1850 et en 1868-69.

(1) Il m'a été impossible de remonter au-delà de 1856, à cause de l'insuffisance des documents recueillis avant cette époque dans la majeure partie des établissements. Je me suis arrêté à 1869, l'année 1870 ne pouvant à aucun égard être considérée comme une année normale.

J'ai pu établir de cette façon, à deux époques suffisamment éloignées, d'un côté, les quantités de vin, de cidre et d'alcool consommées par chaque habitant (1) et de l'autre le nombre relatif des cas de folie déterminés par les excès de boissons et des cas de suicide; j'ai mis en regard dans

(1) Quelques mots d'explication me paraissent nécessaires.

La production du vin n'est connue que très-approximativement; elle atteint année moyenne 60 millions d'hectolitres sur lesquels près des deux tiers échappent aux droits. Ces deux tiers sont consommés sur place par les producteurs et par ceux auxquels, dans le pays même, ils vendent en fraude l'excédant de leur récolte : la taxe n'atteint guère dans les départements producteurs que ce qui est consommé dans les villes ayant un octroi, ou ce qui est exporté soit à une certaine distance dans le département même, soit dans les autres départements ou à l'étranger. Or pour ces vins exportés, le droit est généralement perçu au départ et non pas à l'arrivée toutes les fois qu'il s'agit d'expéditions faites directement au consommateur. De là de nombreuses causes d'erreur que je n'ai probablement pas toujours réussi à éviter.

Il en est à peu près de même pour le cidre.

Pour la bière, le droit à la fabrication est perçu chez les brasseurs et le fisc n'en laisse guère échapper qu'une quantité relativement faible.

Pour les alcools, il y a lieu de distinguer les alcools de vin et de marc des alcools d'industrie (alcools de grains, de betterave, etc.). La plus grande partie des premiers échappe aux droits par suite du privilége dont ont joui jusqu'ici les propriétaires dits *bouilleurs de cru* qui distillent eux-mêmes les produits de leur récolte. Il se passe pour ces alcools les mêmes abus que pour les vins.

Il n'en est pas de même pour les alcools d'industrie, parce que la fabrication peut en être surveillée de très-près par les contributions indirectes. Et puis, contrairement à ce qui se passe pour les vins, l'alcool exporté d'un département dans un autre paye presque toujours le droit, non plus au départ, mais à l'arrivée, de sorte que les quantités frappées par la taxe dans les divers départements — et ce sont ces quantités qui sont portées dans mes tableaux — représentent au moins les quantités consommées. En réalité, sur les 1,400 mille hectolitres

une série de tableaux synoptiques les divers documents ainsi obtenus et j'ai tiré de cette comparaison des conclusions qu'il me reste à exposer.

Pour mieux faire ressortir l'influence des excès alcooliques, j'ai groupé les 79 départements sur lesquels ont porté mes recherches, en trois séries naturelles, à savoir :

1re *série.* — Départements qui récoltent peu ou point de vin.	21
2e *série.* — Départements qui produisent à la fois du vin et de l'alcool.	27
3e *série.* — Départements qui récoltent du vin, mais produisent peu ou point d'alcool.	31
Ensemble.	79

§ 1.

Les 21 départements français qui ne récoltent pas de vin ou n'en récoltent qu'une quantité relativement insignifiante, forment eux-mêmes quatre groupes bien distincts, suivant qu'ils fabriquent ou ne fabriquent pas d'alcool et d'un autre côté, qu'ils produisent ou ne produisent pas de cidre ; nous allons étudier ces quatre groupes séparément.

1er *groupe.* — Les trois départements du premier groupe — *Nord, Pas-de-Calais, Somme* — comprennent les anciennes provinces de Flandre et de Picardie. On y distille, au moins dans les deux premiers, de très-grandes quantités

---

d'alcool, fabriqué en France, le cinquième seulement échappe aux droits.

Dans quelques départements, la Côte-d'Or, le Jura et l'Yonne par exemple, les viticulteurs fabriquent depuis quelque temps des quantités relativement importantes d'alcool avec les marcs de raisins. Ces alcools, dont la plus grande partie est consommée sur place et échappe aux droits, ont un goût particulier, un attrait spécial, qui les rendent par cela même très-dangereux.

d'alcool de betterave, de mélasses, de grains et autres substances farineuses, dont la majeure partie est exportée soit dans les départements voisins, soit dans ceux du midi où ces alcools sont employés dans l'opération du vinage.

On consomme fort peu de vin dans ces départements, de de 4 à 8,50 litres par tête en 1849 et de 6 à 10 litres en 1869. La consommation du vin augmente donc dans de très-faibles proportions.

La consommation du cidre est encore plus faible que celle du vin, surtout dans le *Nord* et le *Pas-de-Calais* et elle tend plutôt à diminuer qu'à augmenter.

On y consomme au contraire beaucoup de bière, de 25 à 100 litres par tête en 1849 et le double à peu près en 1869.

Malheureusement, on y consomme aussi beaucoup d'alcool, et cette consommation, qui était déjà en moyenne de 3 litres, 50, en 1849, est aujourd'hui de près de 6 litres (1).

L'augmentation du nombre des cas de folie de cause alcoolique a suivi la même progression que celle de la consommation de l'alcool.

Dans le *Pas-de-Calais*, où la consommation de l'alcool a augmenté d'un tiers seulement, le nombre des cas de folie de cause alcoolique a doublé chez les hommes et presque quadruplé chez les femmes.

Dans *le Nord*, où la consommation de l'alcool a presque doublé, les cas de folie alcoolique ont quadruplé chez les hommes ; ils sont restés stationnaires chez les femmes, qui y

(1) Je parle ici de l'alcool à 90 ou 92° : ces chiffres représentent donc des quantités deux à trois fois plus fortes de liqueurs telles qu'elles sont livrées à la consommation. Si d'ailleurs on considère que les trois quarts au moins de la population (notamment les enfants au-dessous de 12 ans et la plupart des femmes) ne consomment pas d'alcool, on peut estimer à 35 litres environ la quantité de liqueurs que boit annuellement, dans ces départements, chacun des véritables consommateurs.

boivent relativement beaucoup de bière et peu de liqueurs alcooliques.

Quant au département de *la Somme*, où la production de l'alcool atteint à peine la moitié des quantités consommées et où l'on boit un peu de tout, et à peu près autant aujourd'hui qu'en 1849, le nombre des cas de folie de cause alcoolique y est resté à peu près stationnaire; il n'a augmenté sensiblement que chez les femmes.

2e *groupe*. — Ce groupe ne comprend que deux départements, la *Seine-Inférieure* et l'*Aisne*.

Ces départements produisent autant et plus qu'ils n'en consomment du cidre, de la bière et de l'alcool.

Le département de l'*Aisne* produit aussi autant de vin qu'il en consomme, mais cela tient surtout à ce que la consommation du vin y est relativement très-faible.

Dans ces deux départements, d'ailleurs, la consommation du vin et du cidre n'a pas sensiblement augmenté depuis 20 ans.

La consommation de l'alcool, au contraire, qui était déjà très-forte en 1849, y a encore augmenté dans la proportion de 5.50 à 8.50. Ce sont d'ailleurs les deux départements où la consommation de l'alcool paraît avoir pris le plus d'extension. Dans la *Seine-Inférieure*, elle est aujourd'hui par tête de 9 lit. 75 d'alcool à 90°, c'est-à-dire de 25 lit. environ de liqueurs plus ou moins potables. Que serait-ce si l'on défalquait du chiffre de la population les enfants et en général toutes les personnes qui ne consomment pas d'alcool ?

Aussi la proportion des cas de folie alcoolique, qui était déjà chez les hommes, en 1849, de 29 0/0, était-elle de 42 0/0 en 1869. Chez les femmes, les cas de folie de cause alcoolique ont à peine augmenté dans l'*Aisne* et ont un peu diminué dans la *Seine-Inférieure*. Malgré cette légère diminution, la proportion des folies alcooliques chez les femmes, dans la *Seine-Inférieure*, est encore plus élevée que dans la plupart des autres départements.

L'augmentation du nombre relatif des suicides a été de plus d'un tiers de 1849 à 1869.

3e *groupe*. — Le 3e groupe de la 1re série comprend onze départements qui appartiennent tous à la région nord-ouest de la France, et forment la majeure partie des anciennes provinces de Normandie, de Bretagne et du Maine.

La vigne y est inconnue (*Calvados, Manche, Orne, Côtes-du-Nord, Finistère, Ille-et-Vilaine*), ou n'y donne qu'une quantité de produits relativement peu importante (*Eure, Oise* et *Morbihan*, 25 0/0 de la consommation; *Eure-et-Loir*, 50 0/0, *Mayenne*, 10 0/0).

Dans tous ces départements, on récolte du cidre; dans six (*Calvados, Eure, Manche, Orne, Oise* et *Eure-et-Loir*), on en récolte autant ou plus qu'on en consomme; dans les cinq autres, la consommation est supérieure à la production. Dans tous, à l'exception de l'*Eure* et de l'*Orne*, la production du cidre tend plutôt à diminuer qu'à augmenter.

Dans six de ces départements (*Manche, Mayenne, Côtes-du-Nord, Finistère, Ille-et-Vilaine, Morbihan*), on ne fabrique pas d'alcool; dans trois autres (*Calvados, Eure, Eure-et-Loir*), il n'y a de distilleries que depuis une dizaine d'années, et la production n'y atteint encore que la moitié ou même le quart des quantités consommées; dans les deux derniers enfin, l'*Orne* et l'*Oise*, on obtient par la distillation aujourd'hui, comme en 1849, la moitié environ des quantités d'alcool consommées dans le pays (1).

Quant à la consommation, voici la marche qu'elle a suivie dans ces départements depuis une vingtaine d'années.

Dans les sept départements qui ne produisent pas de vin,

(1) On obtient l'alcool dans le Calvados, de la distillation du cidre; dans l'Eure-et-Loir et l'Oise, de la betterave; dans l'Eure et l'Orne, de l'un et de l'autre.

ou n'en produisent que fort peu, la consommation annuelle du vin varie de 3 litres par tête à 15 lit. 50, et dans presque tous, la consommation est à peu près la même aujourd'hui qu'en 1849. L'augmentation est en moyenne d'un cinquième.

Dans les quatre autres départements du 2e groupe, (*Eure, Oise, Eure-et-Loir* et *Morbihan*), qui produisent de 25 à 50 p. 100 des vins qu'ils consomment, la consommation annuelle par tête était, en 1849, de 9 lit. 14 à 59.18, et, en 1869, de 14 lit. à 50.90. Dans deux de ces départements, l'*Eure* et l'*Oise*, la consommation a augmenté d'un cinquième ; dans les deux autres, le *Morbihan* et l'*Eure-et-Loir*, elle a diminué de près du quart.

Dans les onze départements du 3e groupe, le cidre constitue depuis longtemps la boisson ordinaire de la majeure partie de la population. Mais la consommation est loin d'être la même dans tous. Dans la Normandie (*Calvados, Eure, Manche, Orne*), la consommation par tête était, en 1849, de 38 à 125 litres, et en 1869, de 42 à 109. Dans trois des départements de la Bretagne (*Côtes-du-Nord, Ille-et-Vilaine* et *Morbihan*), la consommation par tête, en 1849, était de 72 à 129 litres et en 1869, de 80 à 146. Dans le *Finistère*, elle n'a jamais atteint 20 litres par tête. Dans l'*Oise* et l'*Eure-et-Loir*, où l'on boit du vin, la consommation du cidre ne dépasse pas 20 à 30 litres par tête. Dans la *Mayenne* enfin, elle s'élève jusqu'à 65 litres. Dans presque tous ces départements, la consommation du cidre a augmenté, mais dans une très-faible proportion, et dans l'un d'eux même, la *Manche*, elle a diminué.

Dans tous ces départements, la consommation de l'alcool — et de l'alcool de betterave, de grains et beaucoup plus rarement de cidre —, a augmenté en moyenne dans la proportion de 3 à 5 ; elle a donc presque doublé. Cette augmentation a surtout été sensible dans quelques-uns des départements qui ont des distilleries, tels que l'*Eure*, l'*Eure-et-Loir*, et l'*Oise*, et dans ceux qui ne récoltent qu'une partie du cidre nécessaire à leur consommation, tels que la *Mayenne*, les *Côtes-du-Nord*, le *Finistère* et l'*Ille-et-Vilaine*.

J'ai classé, dans le tableau suivant, les 11 départements du 3e groupe d'après les quantités de vin, de cidre et d'alcool que l'on y consommait en 1849 et en 1869 : le département placé en tête est celui qui consomme le plus.

Il résulte de l'examen de ce tableau :

1° Que les départements qui consomment le plus de vin sont ceux qui en produisent. Si le *Finistère* fait exception sous ce rapport, cela tient probablement à ce que par suite des fréquents rapports qu'il entretient avec les lieux de production par ses nombreux ports de commerce, le vin y pénètre plus facilement que dans les autres départements.

2° Que les départements qui consomment le plus de cidre, sont ceux où l'on ne boit pas de vin.

3° Que les départements qui consomment le plus d'alcool sont d'abord ceux où il y a des distilleries (*Oise*, *Eure*, *Calvados*, *Eure-et-Loir*, *Orne*), puis le *Finistère* qui communique plus facilement que les autres avec les pays de production.

4° Enfin, que les départements où l'on observe le plus de cas de folie de cause alcoolique et de suicides sont ceux où l'on consomme le plus d'alcool.

Nous nous arrêterons un instant sur quelques-uns des chiffres du tableau n° I, dans lequel j'ai groupé les divers résultats concernant les 21 départements de la 1re série.

Le département du *Calvados* où l'on observe le plus de folies de cause alcoolique — 56 p. 100 chez les hommes, et 10 p. 100 chez les femmes —, produit et consomme beaucoup d'alcool de cidre ; il semble en effet que cet alcool ait un attrait particulier et soit plus pernicieux encore que l'alcool de grains et de betterave.

Une autre particularité mérite d'être signalée ; c'est la fréquence relative de la folie de cause alcoolique chez les femmes qui jusqu'ici en étaient pour ainsi dire restées in-

VIN.		CIDRE.		ALCOOL.		FOLIES DE CAUSE ALCOOLIQUE.		SUICIDES.	
1849	1869	1849	1869	1849	1869	1856	1869	1849	1869
Eure-et-Loir.	Eure-et-Loir.	Ille-et-Vilaine.	Ille-et-Vilaine.	Oise.	Oise.	Calvados.	Calvados.	Oise.	Oise.
Oise.	Oise.	Manche.	Manche.	Eure.	Eure.	Manche.	Mayenne.	Eure-et-Loir.	Eure-et-Loir.
Morbihan.	Finistère.	Calvados.	Calvados.	Calvados.	Calvados.	Finistère.	Côtes-du-Nord.	Eure.	Eure.
Finistère.	Eure.	Côtes-du-Nord.	Côtes-du-Nord.	Finistère.	Finistère.	Orne.	Manche.	Calvados.	Calvados.
Eure.	Morbihan.	Morbihan	Morbihan	Eure-et-Loir.	Mayenne.	Eure-et-Loir.	Finistère.	Finistère.	Finistère.
Mayenne.	Mayenne.	Orne.	Mayenne.	Orne.	Eure-et-Loir.	Oise.	Morbihan	Orne.	Mayenne.
Ille-et-Vilaine.	Ille-et-Vilaine.	Mayenne.	Orne.	Mayenne.	Manche.	Eure.	Eure.	Morbihan	Orne.
Calvados.	Calvados.	Eure.	Eure.	Manche.	Orne.	Côtes-du-Nord.	Oise.	Côtes-du-Nord.	Manche.
Orne.	Orne.	Oise.	Oise.	Ille-et-Vilaine.	Ille-et-Vilaine.	Morbihan	Orne.	Ille-et-Vilaine.	Ille-et-Vilaine.
Côtes-du-Nord.	Côtes-du-Nord.	Eure-et-Loir.	Eure-et-Loir.	Côtes-du-Nord.	Côtes-du-Nord.	Ille-et-Vilaine.	Ille-et-Vilaine.	Manche.	Morbihan.
Manche.	Manche.	Finistère.	Finistère.	Morbihan	Morbihan	Mayenne.	Eure-et-Loir.	Mayenne.	Côtes-du-Nord.

demnes. Nous citerons notamment les départements de la *Mayenne*, du *Calvados*, de l'*Orne* et des *Côtes-du-Nord*, où les cas de folie de cause alcoolique chez les femmes ont atteint les proportions de 10, 13, et même 21 pour cent dans la période 1867-69.

C'est qu'en effet depuis un certain nombre d'années, en Bretagne, en Normandie et dans quelques départements de l'est, les excès alcooliques sont devenus presque aussi communs chez les femmes que chez les hommes.

Dans les 11 départements du 3e groupe considérés dans leur ensemble, les cas de folie de cause alcoolique ont augmenté, de 1856 à 1869 : chez les hommes, dans la proportion de 4 à 7 (16.44 à 28.53), chez les femmes, de 9 à 20 (4.06 à 9.18) et pour les deux sexes, de 22 à 41 (10.47 à 19.61). L'augmentation a donc été plus forte chez les femmes que chez les hommes.

Dans quelques-uns de ces départements, d'ailleurs, l'accroissement du nombre des cas de folie alcoolique a pris des proportions réellement inquiétantes. Dans l'*Ille-et-Vilaine* et la *Mayenne*, par exemple, l'accroissement chez les hommes a été de 1 à 4 et de 1 à 10; chez les femmes, il a été de 1 à 4 dans les *Côtes-du-Nord*, de 1 à 6 dans l'*Orne* et de 0 à 7 dans le *Morbihan*.

4e *groupe*. — Les cinq départements qui forment le 4e groupe de la 1re série n'ont que deux caractères communs; ils ne produisent ni vin ni alcool et ne consomment pas de cidre. Ils appartiennent d'ailleurs à toutes les régions de la France : La *Seine*, à la région du nord, la *Creuse* et la *Haute-Vienne*, à celle du centre, la *Lozère* et les *Bouches-du-Rhône*, à celle du sud.

Le département de la *Seine* fabrique toute la bière qu'il consomme; il ne produit aucune autre boisson ou du moins n'en produit que des quantités insignifiantes par rapport à sa population.

TABLEAU I. — 1re SÉRIE. 21 dépa

DÉPARTEMENTS.		CONSOMMATION ANNUELLE PAR TÊTE.					
		DE VIN.		DE CIDRE.		D'ALCOOL.	
		1849.	1869.	1849.	1869.	1849.	1869.
1er *groupe*.—3 départ. prod. de l'alcool et un peu de cidre; consommant peu de cidre et de vin, beaucoup de bière (1) et d'alcool.	Nord............	3,95	7,74	0,35	0,26	2,52	4,55
	Pas-de-Calais....	3,99	6,04	1,58	1,16	4,25	6,47
	Somme.........	8,46	10,23	9,04	9,00	4,36	5,85
	Moyennes.....	**5,88**	**7,93**	**4,24**	**3,64**	**3,46**	**5,88**
2e *groupe*.—2 départ. prod. de l'alc. et du cidre; consommant peu de vin, mais beaucoup de cidre et d'alcool.	Seine-Inférieure.	10,87	15,90	43,06	46,47	7,12	(2) 9,75
	Aisne...........	40,25	39,54	24,40	28,69	3,23	(3) 6,70
	Moyennes	**23,31**	**25,72**	**33,89**	**39,08**	**5,47**	**8,48**
3e *groupe*.—11 départements produisant peu ou point d'alcool, récoltant du cidre, consommant généralement beaucoup de cidre et d'alcool.	Calvados........	3,54	4,88	93,83	95,43	3,39	(4) 4,88
	Eure............	9,14	14,03	37,60	42,48	3,54	(5) 5,54
	Manche.........	1,77	3,08	126,02	109,17	1,85	3,92
	Orne............	3,27	4,36	54,46	59,59	2,30	(5) 2,96
	Oise............	40,11	47,00	20,92	29,04	3,75	(6) 6,34
	Eure-et-Loir.....	59,18	50,90	13,68	22,01	2,72	(6) 4,23
	Mayenne.........	8,37	10,21	44,68	65,43	2,29	4,65
	Côtes-du-Nord...	3,21	4,27	71,61	83,39	1,32	2,55
	Finistère........	14,89	15,52	12,11	19,30	2,85	4,78
	Ille-et-Vilaine...	6,03	7,96	128,80	146,66	1,40	2,94
	Morbihan.......	23,78	13,73	71,47	80,29	1,29	2,24
	Moyennes.....	**15,77**	**15,99**	**61,47**	**68,43**	**2,43**	**4,08**
4e *groupe*.—5 départ. ne prod. ni alcool ni cidre, ne consommant pas de cidre.	Seine...........	177,03	294,19	1,66	6,47	5,62	(7) 9,38
	Creuse (8).......	29,64	53,14	»	»	0,48	1,48
	Haute-Vienne (8).	41,96	43,54	0,54	1,12	0,57	1,21
	Lozère..........	22,95	58,53	»	»	0,28	0,84
	B.-du-Rhône....	150,28	181,78	»	»	0,52	0,87
	Moyennes.....	**80,37**	**126,23**	»	»	**1,49**	**2,69**

ments qui récoltent peu ou point de vin.

FOLIES DE CAUSE ALCOOLIQUE. PROPORTION POUR CENT : 1856-1858.			1867-1869.			SUICIDES PAR AN POUR 100,000 HABITANTS.		OBSERVATIONS.
H.	F.	D. S.	H.	F.	D. S.	1849-50.	1868-69.	
7,55	2,59	4,88	26,52	2,56	11,29	8,69	11,85	(1) On consommait de 25 à 100 litres de bière en 1849 et le double en 1869. (2) Alcool de grain. (3) Alcool de betterave. (4) Alcool de cidre. (5) Alcool de betterave et de cidre. (6) Alcool de betterave. (7) Pour Paris, la consommation par tête était, en 1849, de 5,88, et en 1869, de 8,08. (8) Les aliénés de la Creuse et de la Haute-Vienne sont placés dans le même asile à Limoges.
9,60	1,86	5,24	17,67	6,78	10,77	11,50	16,80	
14,84	6,67	10,57	14,94	9,46	12,42	13,15	21,22	
9,72	**2,77**	**5,68**	**22,31**	**4,14**	**11,31**	**10,56**	**15,48**	
29,08	6,63	17,80	45,10	4,79	22,58	15,48	24,40	
13,92	4,41	9,52	33,90	5,20	19,71	16,95	28,14	
26,93	**6,35**	**16,69**	**41,98**	**4,88**	**21,89**	**16,10**	**25,37**	
35,96	5,00	20,39	56,35	10,19	31,78	8,83	14,42	
9,03	6,67	8,11	23,00	7,25	17,81	13,82	19,78	
24,10	6,25	16,34	29,57	5,56	21,90	3,97	7,05	
21,74	2,44	12,64	15,07	13,11	14,18	6,33	8,08	
14,61	2,91	8,33	22,62	6,93	14,72	23,52	37,63	
14,13	6,90	10,61	20,20	4,43	11,56	14,71	22,70	
3,49	3,77	3,60	42,28	10,11	28,77	3,66	9,38	
14,56	5,67	7,12	28,92	21,17	25,71	4,61	5,14	
24,41	2,33	13,37	25,87	7,46	18,27	6,39	12,00	
5,26	2,69	3,84	21,00	7,17	14,00	4,00	6,41	
14,56	»	6,97	28,92	7,63	17,97	4,65	6,38	
16,44	**4,06**	**10,47**	**28,53**	**9,18**	**19,61**	**8,59**	**13,54**	
16,46	2,52	9,05	24,04	4,71	15,29	44,73	37,05	
8,80	0,78	4,72	14,70	3,87	9,97	7,50	5,11	
8,80	0,78	4,72	14,70	3,87	9,97	6,19	8,89	
8,33	»	3,00	»	»	»	4,18	5,10	
20,71	6,73	15,38	23,28	3,93	16,04	13,53	16,61	
12,62	**2,18**	**7,37**	**15,16**	**3,27**	**10,25**	**14,42**	**14,53**	

On y consomme autant de vin que dans les pays où l'on en récolte le plus. Cette consommation y a d'ailleurs augmenté de 66 p. 100 depuis vingt ans.

La consommation du cidre y est relativement faible; elle a quadruplé depuis 1849. Celle de la bière n'a pas sensiblement augmenté.

On consomme plus d'alcool dans le département de *la Seine* (Paris compris) que dans la plupart des départements du nord et du nord-ouest. La consommation par tête qui était, en 1849, de 5 lit. 62, était, en 1869, de 9 lit. 38 (y compris les quantités employées par les diverses industries).

Dans Paris, d'après les chiffres de l'octroi, la consommation par tête aurait été de 5 lit. 88 d'alcool en 1849 et de 8 lit. 08 en 1869.

Quoi qu'il en soit, la proportion des cas de folie de cause alcoolique a augmenté dans la *Seine*, de 1856 à 1869, de 16.50 à 24 p. 100 chez les hommes, de 2.50 à 4.70 chez les femmes, et de 9 à 15.30 pour les deux sexes. L'augmentation a donc été sensiblement plus forte chez les femmes que chez les hommes.

Je me suis servi pour établir cette comparaison des chiffres relevés par M. Contesse en 1862 pour la période 1856-1858 (1) et pour la dernière période, de ceux que je dois à l'obligeance de MM. Magnan et Bouchereau, médecins du bureau d'admission à Sainte-Anne.

Les résultats obtenus par M. Calmeil à Charenton et qui sont consignés dans ses rapports de 1855 et 1869 diffèrent un peu des précédents. Les cas de folie alcoolique reçus à Charenton ont été chez les hommes en 1855, de 27 p. 100 et en 1868 de 15 p. 100 seulement, et chez les femmes, de 3.41 en 1855 et de 5.48 en 1869. Je n'ai pas

(1) Contesse, *Études sur l'alcoolisme et sur l'étiologie de la paralysie générale.* Paris, 1862.

trouvé dans les rapports de notre distingué confrère la raison de cette divergence dans les résultats.

Je ne dirai rien du chiffre des suicides dans le département de la *Seine*. Le rôle que jouent les excès de boissons dans un certain nombre de cas de suicide peut être difficilement dégagé de toutes les influences qui tendent à Paris plus que partout ailleurs en France, à rendre les suicides très-fréquents.

Dans les départements de la *Creuse* et de la *Haute-Vienne*, relativement peu aisés, la consommation du vin ne dépasse pas 40 à 50 litres par tête ; le cidre y est à peu près inconnu et la consommation de l'alcool y est encore assez faible, 1 lit. 20 par tête environ, bien qu'elle ait presque doublé depuis 20 ans. Aussi, la proportion des cas de folie de cause alcoolique qui était de 4.70 en 1856, n'est-elle encore que de 10 p. 100. Elle a suivi exactement la même progression ascendante que la consommation de l'alcool; il en est de même pour les suicides.

La *Lozère* qui consomme relativement peu de vin et encore moins d'alcóol ne fournit qu'un nombre très-faible de folies alcoliques.

Il en est tout autrement dans les *Bouches-du-Rhône* qui diffère d'ailleurs des autres départements de ce groupe en ce qu'il récolte une certaine quantité de vin,—la moitié environ de sa consommation —, et qu'on y obtient par la distillation des produits de la vigne, presque autant d'alcool qu'on en consomme. Ce département forme sous ce rapport une transition entre les départements de la première série et ceux de la seconde.

Le département des *Bouches-du-Rhône* est du reste, après *la Seine*, celui où l'on consomme le plus de vin — 150 lit. par tête en 1849 et 180 en 1869 — ; mais on y consomme relativement fort peu d'alcool, 50 à 90 centilitres par tête. Aussi le nombre des cas de folie de cause alcoolique est-il à peu près le même aujourd'hui qu'il y a quinze ans, 16 au lieu de 15.40 pour cent. Il en est à peu près de même pour les suicides

§ II.

La 2e série comprend tous les départements au nombre de 27 qui produisent à la fois du vin et de l'alcool autant et plus qu'ils n'en consomment.

Ces 27 départements forment eux-mêmes deux groupes distincts :

1° Ceux qui produisent de l'alcool de vin.	18
2° Ceux qui produisent surtout ou uniquement de l'alcool de grains, de betterave ou autres matières.	9
Total.	27

1er *groupe.* — Les 18 départements du premier groupe produisent à la fois autant et plus qu'ils n'en consomment du vin et de l'alcool obtenu par la distillation des produits de la vigne. Deux seulement, l'*Yonne* et les *Deux-Sèvres,* fabriquent en même temps une certaine quantité d'alcool de betterave; c'est dans ce groupe, d'ailleurs, que figurent la plupart des départements qui produisent dans des proportions considérables nos meilleures eaux-de-vie : la Charente, la Charente-Inférieure, l'Hérault, le Gard, le Gers. C'est dans ce groupe également que nous rencontrons d'un côté quelques-uns de nos vignobles les plus estimés, et de l'autre ceux qui fournissent en quantité considérable ces gros vins communs du Midi qu'on n'exporte au loin qu'après leur avoir fait subir l'opération du vinage ou plus exactement de la suralcoolisation.

Voici la marche que la consommation des boissons a suivie dans ces départements depuis une vingtaine d'années.

Le cidre y est à peu près inconnu. Nous en excepterons cependant le département de l'*Yonne,* qui en consomme une certaine quantité — 1 lit. par tête en 1849 et 2 lit. 35 en 1869.

La consommation du vin y est au contraire relativement considérable ; elle était en moyenne de 60 litres par tête en 1849 et elle est aujourd'hui de 93 ; l'augmentation a donc été de plus de moitié. Elle paraît d'ailleurs avoir suivi presque partout l'accroissement du bien-être et de la richesse publique. Sur quelques points cependant, la cause principale de l'accroissement de la consommation semble avoir été l'augmentation de la production. Quoi qu'il en soit, les départements où la consommation a le plus augmenté sont ceux de la *Haute-Saône* (de 25 à 100), la *Haute-Marne* (de 30 à 90), l'*Aude* (de 26 à 93) et l'*Hérault* (de 60 à 150).

La consommation de l'alcool a augmenté dans une plus forte proportion que celle du vin; de 0 lit. 53 par tête qu'elle était en moyenne en 1849, elle s'est élevée à 1 lit. Elle a donc presque doublé. Mais il y a loin de ces chiffres à ceux que nous avons obtenus dans les 3 premiers groupes de notre première série, 4,5 et 10 lit. par tête.

L'augmentation a d'ailleurs été la même dans presque tous les département de ce groupe ; dans quelques-uns cependant, la *Haute-Marne*, la *Charente*, l'*Hérault*, l'*Aude*, les *Pyrénées-Orientales*, la *Dordogne* et le *Var*, elle a été plus forte, 1 à 3 au lieu de 1 à 2.

Voyons maintenant la marche qu'a suivie dans ces départements l'augmentation des cas de folie de cause alcoolique et des suicides.

Le vin comme les liqueurs alcooliques, mais dans des proportions bien différentes, détermine tous les phénomènes morbides désignés sous le nom générique d'alcoolisme (1). Aussi ne faut-il pas s'étonner que dans le groupe que nous examinons, comme dans tous les départements qui récol-

(1) Tout me porte à penser que les vins naturels et particulièrement les vins rouges, qui n'ont pas été suralcoolisés, déterminent rarement l'alcoolisme chronique.

TABLEAU II. — 2e SÉRIE. 27 départem

DÉPARTEMENTS.		CONSOMMATION ANNUELLE PAR TÊTE.					
		DE VIN.		DE CIDRE.		D'ALCOOL.	
		1849.	1869.	1849.	1869.	1849.	186
1er *groupe.*—18 départements produisant à la fois du vin et de l'alcool de vin.	Haute-Marne....	29,58	91,21	»	»	0,48	1,
	Meurthe (2)......	58,71	95,64	»	»	0,97	1,
	Meuse..........	68,77	78,91	»	»	1,76	2,
	Deux-Sèvres (1)..	30,06	26,50	»	»	0,42	0,
	Charente........	56,96	84,04	»	»	0,26	0,
	Charente-Inf.....	50,45	63,41	»	»	0,29	0,
	Jura............	63,95	95,09	»	»	0,72	1,0
	Haute-Saône (2)..	25,86	100,06	»	0,20	0,79	1,
	Yonne (1).......	57,81	55,56	0,90	2,35	0,71	1,0
	Hérault....	63,88	152,33	»	»	0,45	1,
	Gers............	166,73	193,45	»	»	0,25	0,3
	Lot-et-Garonne..	39,16	52,27	»	»	0,24	0,5
	Landes (3).......	61,23	75,96	»	»	0,38	0,6
	Aude (4)........	26,71	93,54	»	»	0,15	0,5
	Gard............	87,00	130,84	»	»	0,50	0,9
	Pyrénées-Or.(4)..	46,55	47,97	»	»	0,32	1,2
	Dordogne (5).....	37,69	50,30	»	»	0,30	0,7
	Var............	121,56	212,54	»	»	0,50	1,3
	Moyennes.....	**59,59**	**93,29**	**0,05**	**0,14**	**0,53**	**1,0**
3e *groupe.*—9 départ. produisant du vin et de l'alcool de betterave ou d'autres substances.	Seine et-Oise (6).	100,71	111,82	4,15	10,37	3,54	4.7
	Seine-et-Marne (6)	84,30	78,88	6,12	5,02	2,85	3,8
	Indre-et-Loire...	87,78	89,39	0,24	1,82	0,57	1,3
	Cher............	66,70	53,60	0,02	0,44	0,81	1,3
	Indre (7)........	69,31	76,06	2,05	1,33	0,80	1,3
	Côte-d'Or........	108,56	134,04	»	»	1,11	1,4
	Gironde.........	79,95	130,41	»	»	0,70	1,6
	Puy-de-Dôme....	36,85	71,32	»	»	0,21	0,7
	Vaucluse (8).....	62,32	65,95	»	»	0,68	0,9
	Moyennes.....	**78,96**	**90,19**	**1,39**	**2,07**	**1,25**	**1,9**

…i produisent à la fois du vin et de l'alcool.

FOLIES DE CAUSE ALCOOLIQUE. PROPORTION POUR CENT :						SUICIDES PAR AN POUR 100,000 HABITANTS.	
1856-1858.			1867-1869.				
H.	F.	D. S.	H.	F.	D. S.	1849-50.	1868-69.
16,67	»	8,86	23,44	0,81	11,90	10,68	12,54
30,45	3,16	17,20	24,01	2,49	15,97	10,76	17,04
9,76	2,41	4,83	26,21	1,23	15,22	13,97	18,40
3,89	0,80	2,63	16,04	1,09	9,09	8,57	9,30
12,68	3,92	9,02	17,39	5,14	12,05	11,34	14,01
10,42	»	5,43	21,65	3,77	15,33	13,88	16,47
6,21	1,75	4,25	18,05	1,05	10,92	8,54	12,06
30,45	3,16	17,20	24,01	2,49	15,97	6,34	11,64
10,75	»	5,24	21,37	2,22	13,04	17,61	12,14
12,00	1,92	8,49	18,37	3,23	12,50	5,52	6,20
8,57	2,63	5,48	16,13	0,06	9,10	3,15	4.06
9,37	0,21	4,82	16,21	1,72	9,99	3,03	7,01
11,11	9,60	10,45	11,55	9,26	10,55	3,35	7,47
5,88	4,76	5.26	10,34	2,54	6,63	4,15	6,23
11,38	»	5,69	20,91	»	10,45	8,61	11,63
5,88	4,76	5,26	10,34	2,54	6,63	5,80	7,91
1,19	2,55	1,85	6,12	1,24	3,91	8,34	10.84
20,71	6,73	15,38	23,26	3,93	16,01	15,15	17,82
12,04	**2,69**	**7,63**	**18,08**	**2,49**	**11.40**	**8,82**	**11,15**
21,18	5,65	12,61	31,63	8,[illegible]5	20,00	25,63	32,41
11,08	9,88	15,82	24,59	5,56	15,65	24,10	37,67
11,48	4,23	8,18	14,75	3,82	9,09	13,76	19,99
6,67	»	3,75	20,20	1,35	11,66	7,13	10,54
8,80	0,78	4,72	14,70	3,87	9.97	5,11	8,81
17,66	0,98	10,24	22,15	1,52	12,46	9,33	14,63
7,97	0,42	4,31	22,68	3,45	13,57	5,97	9,04
7,63	»	4,29	10,84	1,23	5,1[illegible]	3,49	6,47
11,38	0,96	7,38	20,91	1,83	12,76	13,50	16,53
11,54	**2,55**	**7,92**	**20,27**	**3,43**	**12,25**	**12,00**	**17,34**

OBSERVATIONS.

(1) Produisant un peu d'alcool de betterave.

(2) Les aliénés de la Meurthe et de la Haute-Saône sont confondus à l'asile de Maréville.

(3) Les aliénés des Landes sont placés à l'asile de Pau.

(4) Les aliénés de l'Aude et des Pyrénées-Orientales sont confondus à l'asile de Limoux (Aude).

(5) Les aliénés de la Dordogne sont placés à Leyme (Lot).

(6) Les aliénés de Seine-et-Oise et de Seine-et-Marne sont placés à Clermont.

(7) Les aliénés de l'Indre sont placés à Limoges.

(8) Alcool de garance.

tent et consomment du vin, on ait observé depuis longtemps des folies de cause alcoolique. En 1856, la proportion était déjà de 12,04 0/0 chez les hommes, de 2,69 chez les femmes et de 7,63 pour les deux sexes réunis. Mais de 1856 à 1869, l'augmentation n'a été que d'un tiers, et elle a porté uniquement sur les hommes. C'est qu'en effet l'ivresse par le vin est relativement rare chez les femmes, et je serais même porté à penser que dans les pays producteurs de vin, elle tend plutôt à diminuer qu'à augmenter.

Il en serait de même d'ailleurs, paraît-il, pour les hommes dans un certain nombre de départements. Il est donc au moins probable que l'augmentation d'un tiers, de 1856 à 1869, dans la proportion des folies de cause alcoolique, tient surtout, sinon uniquement, dans les départements de ce groupe, à l'accroissement de la consommation des liqueurs alcooliques qui, je le répète, a doublé dans ces départements.

Il résulte, en effet, de l'examen du tableau II, que les départements où la proportion des folies alcooliques a diminué, au lieu d'augmenter, la *Meurthe* et la *Haute-Saône* sont précisément ceux dans lesquels la consommation de l'alcool a le moins augmenté.

Je dois ajouter que les deux seuls départements du groupe que nous étudions, qui produisent de l'alcool de betterave en même temps que de l'alcool de vin — les *Deux-Sèvres* et l'*Yonne* —, sont précisément ceux où la proportion des folies alcooliques a le plus augmenté, surtout chez les femmes. Il semble, en effet, qu'il y ait sous ce rapport une différence notable entre l'alcool de vin et les alcools de betterave et de grains, et que les progrès de l'alcoolisme suivent pour ainsi dire pas à pas, sur les divers points de la France, l'accroissement de la consommation de ces alcools d'industrie ; soit que les effets produits dans l'économie par ces alcools diffèrent de ceux déterminés par l'eau-de-vie de raisin, ce que je suis très-disposé à admettre, soit simplement qu'il faille attribuer à la diminution progressive du prix de ces alcools, la facilité avec laquelle ils s'introduisent dans la consommation usuelle des classes ouvrières des villes et des campagnes.

Dans les départements du groupe que nous étudions, les suicides n'ont guère augmenté depuis vingt ans que d'un cinquième environ, tandis que dans ceux des trois premiers groupes de la 1re série, l'augmentation a été d'un tiers.

2e *groupe.* — Les départements du 2e groupe diffèrent des précédents sous plusieurs rapports importants.

La production de l'alcool dans ces départements est supérieure à la consommation, telle du moins que nous pouvons la connaître d'après les chiffres de la régie. Mais ce qu'il importe de noter, c'est que ce ne sont plus les produits de la vigne qui fournissent cet alcool, mais bien la betterave (*Seine-et-Oise, Seine-et-Marne, Indre-et-Loire, Cher, Indre, Côte-d'Or, Gironde, Puy-de-Dôme*), la garance (*Vaucluse*) et dans quelques départements, pour une partie seulement, la pomme de terre et diverses autres substances farineuses.

La consommation du vin dans les départements de ce groupe n'a pas suivi la même progression que dans les groupes précédents. Déjà en 1849, la consommation du vin y était de près de 80 litres par tête, proportion supérieure à celle de presque tous les autres groupes; mais de 1849 à 1869, elle a moins augmenté que partout ailleurs — 79 à 90 — et elle y est moindre aujourd'hui que dans beaucoup d'autres départements producteurs de vin.

On y consomme relativement fort peu de cidre, si ce n'est dans le département de *Seine-et-Marne*, où la consommation d'ailleurs a diminué plutôt qu'augmenté et dans celui de *Seine-et-Oise*, où l'augmentation a été assez sensible, 10 litres au lieu de 4. Le cidre qu'on y consomme est pour la majeure partie récolté dans le pays même.

La consommation de l'alcool a augmenté dans la proportion de 2 à 3, sensiblement moins par conséquent que dans les autres groupes ; ce qui tient en partie, il faut le dire, à ce que la consommation y était déjà assez élevée en 1849. Elle y est encore le double aujourd'hui de ce qu'elle est dans les départements du groupe précédent.

La proportion des cas de folie de cause alcoolique, en 1856, était à peu près la même que dans les dépactements du 1er groupe de cette série ; mais, depuis cette époque, elle a augmenté plus rapidement, surtout chez les femmes, dans le groupe que nous étudions que dans l'autre. C'est dans les départements du *Cher*, de l'*Indre* et de la *Gironde* que cette augmentation a été le plus sensible. Néanmoins, la proportion des cas de folie de cause alcoolique, dans ces trois départements, est encore loin d'être ce qu'elle était déjà en 1856 et surtout ce qu'elle est aujourd'hui dans ceux de *Seine-et-Oise* et de *Seine-et-Marne*.

Le chiffre relatif des folies alcooliques est relativement considérable dans la *Côte-d'Or*, où l'on boit bien une certaine quantité d'aleool, et presque uniquement de l'alcool de betterave et de mélasse, mais où l'on boit surtout du vin — 100 à 130 litres par tête. Comme l'alcoolisme y est rare chez les femmes, il est probable que c'est surtout à la consommation du vin et vraisemblablement du vin blanc qu'il y a lieu d'attribuer cette fréquence des folies alcooliques dans la *Côte-d'Or*.

Je n'ai rien de particulier à signaler en ce qui concerne le suicide. Il est relativement très-fréquent dans les départements de *Seine-et-Oise* et de *Seine-et-Marne ;* mais si la consommation de l'alcool n'est pas étrangère à cette fréquence exceptionnelle, il n'est pas douteux que l'augmentation du nombre des suicides dans ces départements est le résultat de causes multiples que je n'ai point à examiner ici. Il en est de même, d'ailleurs, dans la *Seine* et dans l'*Oise*, où la proportion des suicides est exactement la même que dans le département de *Seine-et-Marne*.

§ III.

La 3e série comprend les départements qui récoltent du vin, mais ne produisent pas d'alcool ou n'en produisent que des quantités insignifiantes par rapport à leur consommation.

1er *groupe.* — Deux de ces départements, les *Ardennes* et la *Sarthe*, se distinguent des autres en ce qu'ils récoltent et consomment une certaine quantité de cidre, 30 à 40 litres par tête et par an.

Ces deux départements produisent du vin; la *Sarthe* en produit même autant qu'elle en consomme; mais dans les *Ardennes*, la production du vin a progressivement diminué depuis 20 ans, tandis que la consommation n'a pas cessé d'augmenter, de telle sorte qu'aujourd'hui la production est de beaucoup inférieure à la consommation.

La production de l'alcool, au contraire, complétement nulle dans la *Sarthe*, augmente progressivement dans les *Ardennes* où d'ailleurs il n'y a guère que des distilleries de betterave ; mais la production est loin encore d'atteindre le chiffre de la consommation.

La consommation de l'alcool qui était déjà dans les *Ardennes*, en 1849, de 3 lit. par tête, est aujourd'hui de 5 lit. Dans la *Sarthe*, où l'alcool d'industrie s'est introduit beaucoup plus tard, la consommation s'est élevée en 20 ans de 0 lit. 86 à 3 lit. 13 par tête.

Dans les *Ardennes*, la proportion des folies alcooliques au lieu d'augmenter a légèrement diminué; dans la *Sarthe*, au contraire, le nombre relatif des folies alcooliques a triplé chez les femmes comme chez les hommes.

Dans ces deux départements, la proportion des suicides a augmenté d'un tiers environ.

2e *groupe.* — Les départements du 2e groupe, au nombre

TABLEAU III. — 3e SÉRIE. 31 *départements qu*

DÉPARTEMENTS.		CONSOMMATION ANNUELLE PAR TÊTE.					
		DE VIN.		DE CIDRE.		D'ALCOOL.	
		1849.	1869.	1849.	1869.	1849.	1869.
1er *groupe.*—2 départ. prod. et consom. du cidre; prod. et consom. peu de vin.	Ardennes (1).....	36,95	41,43	47,43	30,70	3,04	5,06
	Sarthe..........	16,58	28,01	12,91	37,20	0,86	3,13
	Moyennes.....	**24.89**	**33,56**	**26,98**	**33,92**	**1,75**	**3,92**
2e *groupe.*—29 départ. ne prod. et ne consom. pas de cidre; prod. du vin, mais peu ou pas d'alcool.	Aube (2)	113,10	107,84	2,29	3,55	1,79	2,48
	Marne..........	87,59	112,69	0,39	3,57	2,13	4,9
	Vosges (3).......	40,30	47,33	»	»	1,50	3,13
	Loiret...........	47,62	32,44	0,39	0,40	0,98	1,19
	Loir-et-Cher.....	38,88	26,19	0,51	0,85	0,72	1,65
	Allier...........	48,69	73,13	»	0,09	0,47	1,34
	Nièvre..........	56,94	67,26	»	0,07	0,58	1,34
	Maine-et-Loire...	49,59	69,82	2,99	4,09	0,93	1,74
	Loire-inférieure..	76,83	85,34	5,17	7,72	0,60	1,08
	Vendée	42,76	64,75	»	»	0,38	0,76
	Vienne..........	62,84	72,47	»	»	0,45	1,05
	Doubs (4)........	27,28	66,56	»	»	0,38	1,1
	Ain (5)..........	107,66	126,31	0,60	0,56	0,62	0,95
	Saône-et-Loire (5)	60,26	93,03	»	»	0,57	1,1
	Rhône	201,78	148,98	»	»	1,22	1,97
	Haute-Garonne ..	73,28	59,78	»	»	0,33	0,86
	Tarn.............	106,18	137,71	»	»	0,23	0,83
	Ariége	30,83	34,90	»	»	0,24	0,59
	Aveyron.........	69,40	128,82	»	»	0,14	0,79
	Basses-Pyrén. (6).	75,29	83,57	0,40	0,19	0,68	1,4
	Hautes-Pyrén. (6).	23,84	24,89	»	»	0,56	0,67
	Tarn-et-Garonne.	37,21	44,23	»	»	0,27	0,64
	Hautes-Alpes (7).	76,83	90,85	»	»	0,81	0,97
	Isère (7).........	35,02	99,46	»	»	0,81	1,19
	Corrèze.........	36,67	45,96	0,06	0,66	0,28	0,76
	Ardèche (8)......	52,35	44,39	»	»	0,65	1,06
	Lot.............	25,10	28,78	»	»	0,26	0,74
	Drôme (8).......	32,86	47,14	»	»	0,91	0,72
	Basses-Alpes.....	25,47	29,83	»	»	0,52	0,98
	Moyennes.....	**61,68**	**72,22**	**0,44**	**0,75**	**0,69**	**1,30**

oduisent du vin, mais peu ou point d'alcool.

FOLIES DE CAUSE ALCOOLIQUE. PROPORTION POUR CENT :						SUICIDES PAR AN POUR 100,000 HABITANTS.		OBSERVATIONS.
1856-1858.			1867-1869.					
H.	F.	D. S.	H.	F.	D. S.	1849-50.	1868-69	
0,45	3,16	17,20	24,01	2,49	15,97	12,39	15,91	
9,71	0,93	5,24	26,97	2,74	15,10	8,95	13,09	
0,08	**2,04**	**11,22**	**25,49**	**2,61**	**15.53**	**10.38**	**14,24**	
6,67	»	8,86	23,44	0,81	11,90	18,52	23,67	
0,62	3,00	7,04	15,57	2,17	10,56	27,22	36,72	
0,45	3,16	17,20	24,01	2,49	15,97	7,25	13,24	
5,04	2,72	8,97	21,86	1,51	11,54	14,46	18,62	
7,46	4,00	10,14	23,01	3,96	14,02	11,68	16,32	
6,38	»	8,13	19,70	3,22	11,72	5,00	6,24	
5,17	»	3,33	9,40	1,35	6,28	4,96	9,04	
8,87	1,64	4,84	14.61	2,36	8,60	9,63	11,16	
1,37	1,32	7,18	20,85	2,56	11,73	6,18	8,68	
0,98	1,32	6,32	28,57	»	18,40	3,45	8,19	
»	»	»	18,48	»	10,62	7,46	10,78	
6,21	1,75	4,25	18,05	1,05	10,92	6,15	12,03	
8,19	?	?	19,10	2,22	10,61	10,07	13,32	
8,19	?	?	19,10	2,22	10,61	6,81	10,66	
7,58	5,52	6,61	15,07	3,23	9,31	7,42	15,61	
»	»	»	10,97	4,29	8,89	2,49	4,86	
4,08	»	2.13	19,57	»	11,76	2.91	6,46	
2,50	»	1,32	2,56	»	1,69	1,66	3.39	
7,19	»	9,91	22,76	3,70	14,52	1,54	2,25	
1,11	9,60	10,45	11,55	9,26	10,55	4,26	7,92	
1,11	9,60	10,45	11,55	9,26	10,55	2,58	3.95	
0,77	»	5,34	9,74	»	6,41	5,36	4,36	
9,80	0,82	5,82	11,70	5,03	8,48	8,26	5,73	
9,80	0,82	5,82	11,70	5,03	8,48	5,93	10,92	
7,63	2,55	4,73	10,84	1,24	6,10	3,93	7,24	
4,17	0,93	2,45	10,77	2,94	7,32	3,82	6,33	
1,19	2,55	1,85	6,12	1,24	3,91	2,54	6,52	
4,17	0,93	2,45	10,77	2,94	7,32	10,73	14,49	
11,38	0,96	7,38	20,94	1,83	11,76	13,69	14,33	
9,61	**1,97**	**6.04**	**15,94**	**2,61**	**10,02**	**7,45**	**10,79**	

(1) Les aliénés des Ardennes étaient placés à Maréville.

(2) Les aliénés de l'Aube sont placés à Saint-Dizier.

(3) Les aliénés des Vosges sont placés à Maréville.

(4) Les aliénés du Doubs sont placés à Dôle.

(5) Les aliénés de l'Ain et de Saône-et-Loire sont confondus à Bourg.

(6) Les aliénés des Hautes et Basses-Pyrénées sont confondus à Pau.

(7) Les aliénés des Hautes-Alpes et de l'Isère sont confondus à Saint-Robert.

(8) Les aliénés de l'Ardèche et de la Drôme sont confondus à Privas.

29, se distinguent de ceux du groupe précédent en ce que le cidre y est à peu près inconnu.

Ces départements appartiennent : trois à la région du nord-est (Champagne et Lorraine), 4 à celle du centre (Orléanais, Nivernais, Bourbonnais), 4 au Bassin de la Basse-Loire (Anjou et Poitou), 4 à la région de l'est (Bourgogne et Franche-Comté), tous les autres à la région du sud, comprise entre le golfe de Gascogne et des Pyrénées d'un côté, et de l'autre la Méditerranée et les Alpes.

Ces départements récoltent du vin autant et plus qu'ils n'en consomment et quelques-uns en exportent au dehors.

Dans plusieurs de ces départements, tels que l'*Aube*, la *Marne*, l'*Ain*, *Saône-et-Loire*, le *Rhône*, la *Drôme*, les vins y sont d'une qualité supérieure ; mais la plupart des autres, à part quelques localités privilégiées, ne produisent guère que des vins de qualité moyenne ou inférieure.

Dans tous ces départements la consommation du vin est assez importante : elle variait par tête, en 1849, de 24 à 200 lit. et, en 1869, de 25 à 150 lit. Elle était en moyenne, en 1849, de 62 lit. et en 1869, de 72. Il y a donc eu une légère augmentation dans l'ensemble : mais dans un certain nombre de départements — le *Loiret*, le *Loir-et-Cher*, le *Rhône*, la *Haute-Garonne*, l'*Ardèche* —, la consommation a un peu diminué ; dans quelques-uns elle est restée stationnaire, dans tous les autres elle a augmenté.

Une dizaine de ces départements produisent et consomment une certaine quantité de cidre, mais si l'on excepte la *Loire-Inférieure* et le *Maine-et-Loire*, la production et par suite la consommation du cidre n'y ont qu'une importance tout à fait secondaire. Dans ces deux départements même, la consommation annuelle ne dépasse pas 7 à 8 litres par tête.

Dans tous ces départements la consommation de l'alcool a augmenté depuis 20 ans ; il n'y a d'exception que pour la *Drôme*, où il y a eu une légère diminution.

L'augmentation a été d'un cinquième seulement dans le *Loiret*, les *Hautes-Pyrénées* et les *Hautes-Alpes* ; d'un tiers dans l'*Aube*, l'*Ain*, le *Rhône*, les *Basses-Pyrénées*, l'*Isère*, l'*Ardèche* : elle a doublé dans les *Vosges*, le *Maine-et-Loire*, la *Loire-Inférieure*, la *Vendée*, *Saône-et-Loire*, les *Basses-Alpes*, la *Marne*, le *Loir-et-Cher*, la *Nièvre*, la *Vienne*, la *Corrèze*; triplé dans l'*Allier*, le *Doubs*, la *Haute-Garonne*, l'*Ariége*, le *Tarn-et-Garonne*, le *Lot* ; quadruplé dans le *Tarn*, et enfin quintuplé dans l'*Aveyron*.

Si l'on considère le groupe dans son ensemble, on constate que la consommation de l'alcool y est plus élevée d'un quart environ que dans les départements qui produisent à la fois du vin et de l'alcool de vin, et moins forte que dans tous les autres groupes.

En 1856, le chiffre relatif des folies alcooliques n'était que de 9.60 p. 100 chez les hommes et de 1.97 chez les femmes, moins élevé par conséquent que dans tous les autres groupes.

En 1869, il en était à peu près de même pour les hommes; mais chez les femmes, la proportion des cas de folie de cause alcoolique, encore très-faible, était un peu plus élevée cependant que dans le groupe des départements de la 2e série qui produisent à la fois du vin et de l'alcool de vin.

J'ai déjà dit que l'ivresse de vin était relativement rare chez les femmes et que dans les pays où l'on consommait encore peu de liqueurs spiritueuses, on observait rarement chez elles la folie alcoolique. Le département de la *Vendée* nous offre sous ce rapport un enseignement qui mérite d'être médité. On y consomme relativement peu d'alcool, mais on y boit beaucoup d'un petit vin blanc (1) qui ne contient guère que 3 à 4 p. 100 d'alcool, mais qui n'en produit pas moins

---

(1) On se figure difficilement les quantités de vin blanc qu'absorbent certains buveurs; il n'est pas rare de rencontrer

des accidents fort graves du côté du cerveau (1). Or, tandis que la proportion des cas de folie alcoolique dans la *Vendée* est de 28 p. 100 chez les hommes, c'est-à-dire beaucoup plus élevée que dans tous les départements de la 3e série et que dans la plupart des autres, la folie alcoolique y est pour ainsi dire inconnue chez les femmes.

Les départements dans lesquels la consommation de l'alcool a pris le plus d'extension — l'*Aveyron*, l'*Allier*, la *Haute-Garonne*—, sont aussi ceux où la proportion des folies alcooliques a le plus augmenté chez les femmes.

Les départements dans lesquels la consommation de l'alcool a fait le moins de progrès — le *Loiret*, les *Hautes-Pyrénées*, les *Hautes-Alpes*, l'*Aube*, le*Rhône*, les *Basses-Pyrénées*—, l'*Isère*, sont au contraire ceux où la proportion des cas de folie de cause alcoolique a le moins augmenté.

La même observation s'applique à la proportion des suicides en 1849 et en 1869.

§ IV.

Après avoir étudié les progrès de l'alcoolisme dans les divers groupes de départements, il nous reste à l'envisager d'une façon plus générale en France et dans les pays sur lesquels nous avons pu nous procurer des documents précis.

---

en Vendée des individus qui les jours de marché en boivent 10 à 12 litres, et quelques-uns en consomment tous les jours 5 à 6 litres.

(1) Certains vins blancs, bien que très-faiblement alcoolisés (Vendée, Loire-Inférieure, Côte-d'Or), paraissent avoir sur les fonctions du cerveau une influence presque aussi pernicieuse que les alcools de betterave et de grains. Cela tient probablement à ce que ces vins ne contiennent que fort peu de tannin (Bergeron, *Rapport sur le vinage*, p. 20).

En *France*, la consommation de l'alcool par tête (1) a uivi la progression suivante :

1831....	1 l. 09	1861....	2 l. 23
1841....	1 49	1866....	2 53
1851....	1 74	1869....	2 54

La proportion des cas de folie déterminés par les excès de boissons a suivi la même progression.

Années	Folies de cause alcoolique sur 100 admissions.		
	H.	F.	D. S.
1838....................................			7.64
1841....................................			7.83
1856-1858..........	14.30	3.09	8.89
1864................	14.78	3.37	10.22
1867-1869...........	22.82	4.71	14.78

L'influence des excès alcooliques sur la production des maladies mentales se traduit donc par des résultats de plus en plus inquiétants. De 1857 à 1868, c'est-à-dire en 11 ans, l'augmentation a été de 59 p. 100 chez les hommes et de 52 pr 100 chez les femmes.

La proportion des suicides qui n'était par année, en 1849-50, que de 10.14 sur 100,000 habitants, était de 14 en 1868-69. La part des excès alcooliques dans cette augmentation n'est pas sans importance si l'on en juge par les chiffres suivants.

En 1849, sur 3,583 suicides, 240 seulement, c'est-à-dire 6.69 p. 100 ont été commis dans des accès d'ivresse ou par des ivrognes d'habitude. La proportion était de 7.45 chez les hommes, et de 4.25 chez les femmes.

En 1869, sur 5,114 suicides, 664, c'est-à-dire 12.98 p. 100 (14.68 p. 100 chez les hommes et 6 p. 100 chez les femmes) étaient le résultat d'excès alcooliques.

Je n'ai rien dit encore de l'influence des boissons alcooli-

(1) Nous parlons toujours de l'alcool à 90 et à 92 degrés.

ques sur les conditions d'existence et sur l'intelligence et le moral des enfants nés de parents qui, au moment de la conception, étaient momentanément en état d'ivresse, ou chez lesquels l'intoxication alcoolique survenue lentement était devenue pour ainsi dire constitutionnelle. Mes observations personnelles et les documents que j'ai pu recueillir sur cette question, bien qu'insuffisants, me permettent déjà d'affirmer que les enfants conçus dans de pareilles conditions sont le plus souvent débiles, malingres, souffreteux ; qu'un assez grand nombre restent idiots, imbéciles, insuffisants, ou présentent du côté de l'intelligence ou du moral, des anomalies de toute sorte (1). On peut évaluer à 50 p. 100 au moins, dans les grandes villes, les idiots et imbéciles dont les parents étaient notoirement des ivrognes d'habitude, et cette proportion est certainement plus forte encore dans la plupart de nos principaux centres industriels et quelques-uns de nos ports du nord et du nord-ouest. Je ne veux pas aujourd'hui m'étendre davantage sur cette question pour la solution de laquelle, je le répète, je n'ai pas pu recueillir encore des documents suffisamment précis.

Etats-Unis d'Amérique. — En 1828, la consommation de l'alcool était déjà, par tête, de 24 à 25 litres ; elle n'a pas cessé d'augmenter depuis cette époque (2).

Dans son dernier rapport sur l'asile des aliénés de la Pensylvanie (3), le Dr Kirkbride nous donne les résultats suivants :

Sur 3,599 malades admis dans l'établissement en 31 an-

---

(1) M. Morel a publié sur cette question de très-intéressantes observations dans son *Traité des dégénérescences de l'espèce humaine*, p. 113 et suiv.

(2) Le produit de la taxe à l'intérieur sur les spiritueux a été de 295,000,000 fr. dans l'année financière 1869-1870.

(3) *Report of the Pensylvania Hospital for the insane, for the year* 1871, p. 18.

nées, et sur lesquels on a pu avoir des renseignements, 13,12 p. 100 (22,52 p. 100 chez les hommes et 2,39 chez les femmes), étaient devenus aliénés par suite d'excès alcooliques.

Sur 14,941 aliénés traités dans 16 asiles d'aliénés américains, et sur lesquels on a pu obtenir des renseignements suffisamment précis, l'influence des excès alcooliques a été notée dans 1,788 cas, soit 11,97 p. 100 (1).

Dans la *Grande-Bretagne*, la consommation de l'alcool par tête était de :

En 1825	4 lit. 12	
1850	4 30	
1870-71	9 07	(2)

Dont les trois quarts environ fabriqués dans le pays même.

Nous trouvons ailleurs (3) les proportions suivantes :

	CONSOMMATION PAR TÊTE.		
	Angleterre	Irlande	Ecosse
En 1841	2 lit. 31	3 lit. 63	10 lit. 35
1853	3 78	5 78	10 67

Les rapports si complets à tant d'égards, publiés chaque année par les *Commissioners in Lunacy* d'Angleterre et d'Écosse, ne contenant pas de documents statistiques concernant l'influence des excès alcooliques sur la production des maladies mentales, j'ai consulté à ce sujet quelques-uns des rapports annuels publiés par les médecins en chef des asiles.

En 1846, Conolly (4) a obtenu les proportions suivantes

(1) Alfred Lee, *Report on insanity*. Philadelphia, 1868, p. 8.

(2) *The medical Journal of temperance*, 1871, p. 152.

(3) *The temperance cyclopædia*, par William Reid, p. 297.

(4) *The second report of the committee of visitors of the county lunatic asylum*. London, 1847, p. 41.

dans l'asile d'Hantwell : chez les hommes, 15,25 p. 100 de folies alcooliques, chez les femmes, 5,55 et pour les deux sexes réunis, 11,57.

Monro (1) dans son rapport de 1845 sur l'asile de Bethlem, donne les proportions suivantes : hommes, 14,54 p. 100 ; femmes, 1,46 ; deux sexes réunis, 6,03.

D'un autre côté, dans les derniers rapports qui nous sont parvenus, nous trouvons les résultats suivants :

Asile de d'Haywards Heath (Sussex); Dr Williams. — Folies causées par l'intempérance : hommes, 5,77 p. 100 ; femmes, 4,68 ; deux sexes réunis, 5,17 (2).

Asile du Cumberland et Westmoreland ; Dr Clouston.— Hommes, 22,50 p. 100 ; femmes, 6 p. 100 ; deux sexes, 16,15 (3).

Asile de Waterford (Irlande) ; Dr Mac Cabe. — Hommes, 2,13 ; femmes, 1,89 ; deux sexes, 2 p. 100 (4).

Sur 1200 cas de suicide, étudiés par le Dr Brown, 158 ou 13,17 p. 100 étaient le résultat d'excès de boissons (5).

En Suède, la consommation de l'alcool par tête, en 1870, était de 10 litres 34. Elle était le double il y a 20 ans et M. Magnus Huss, auquel nous devons ces renseignements, n'hésite pas à attribuer cette diminution à l'augmentation progressive de l'impôt sur l'alcool, à la réglementation sé-

---

(1) *The royal hospital of Belhlem ; the physician's report for the year* 1845 ; p. 24.

(2) *Sussex county lunatic asylum ; thirteenth annual report for the year* 1871, p. 40.

(3) *Cumberland and Westmorland lunatic asylum ; annual report for the year* 1871, p. 25-26.

(4) *Annual report of the Waterford asylum for the insane poor, for* 1871, p. 29.

(5) *On intemperance and insanity*, 2e partie, p. 6 et 7.

vère des débits de boissons et à l'action des sociétés de tempérance.

La proportion des folies causées par les excès alcooliques était en 1869 de 4,74 p. 100, et celle des suicides par suite d'intempérance, en 1868, de 19,12 p. 100; mais je dois ajouter, en ce qui concerne la folie, que les malades atteints de délirium tremens ne sont pas admis dans les asiles d'aliénés et ne figurent pas dans les chiffres ci-dessus (1). Il en est de même en France dans beaucoup de départements; ce qui, il faut le dire, complique singulièrement le problème dont nous poursuivons la solution.

En *Russie*, la consommation de l'alcool par tête, était, en 1866, de 10 litres 69. A Saint-Pétersbourg, en 1859, elle était de 20 litres 65 (2). Dans certains quartiers de cette ville, le nombre des cabarets est de 1 sur 74 habitants.

Les cas de délirium tremens figurent pour 2,80 à 3,42 p. 100 dans le nombre total des entrées dans les hôpitaux de Saint-Pétersbourg et donnent une mortalité de 8,82 à 16 pour 100.

A Saint-Pétersbourg, pendant la période décennale 1858-1867, la proportion des suicides a été de 10 par an sur 100,000 habitants, et sur 100 cas de suicide, 38 étaient le résultat de l'intempérance (3).

En *Danemark*, la consommation de l'alcool était par tête, en 1845, de 16 lit. 51 ; malgré l'absence de documents précis, tout porte à croire que depuis cette époque elle n'a pas cessé d'augmenter.

---

(1) Lettre du Dr Magnus Huss, inspecteur général du service des aliénés en Suède, en date du 12 février 1872.

(2) Communication de M. le Dr Lowtzoff, rédacteur en chef des annales d'hygiène et de médecine légale publiées à Saint-Pétersbourg.

(3) *Annales médico-psychologiques*, 1869, t. II, p. 471-473.

En 1845, le chiffre relatif des folies alcooliques était de 8.44 p. 100 (1). Dans la période 1859-68, il s'est élevé à 11.59 (2).

Dans la période décennale 1860-1870, la proportion des suicides était de 27.10 par an sur 100,000 habitants, proportion relativement très-élevée. Plus du quart étaient le résultat de l'intempérance (3).

En *Hollande*, la consommation annuelle des boissons alcooliques était en moyenne de 8 lit. par tête d'alcool à 50°. Elle atteignait les proportions de 10 lit. 37 à Amsterdam, de 15.67 à Rotterdam, et de 21.71 à Groningen (4).

Les cas de folie causés par les excès alcooliques étaient dans la proportion p. 100 de :

Dans la période 1844-1853	Hommes	12.65	
	Femmes	2.30	
	D. sexes	7.61	
En 1870	Hommes	14.08	
	Femmes	1.81	
	D. sexes	7.92	(5).

En *Belgique*, la consommation par tête des boissons alcooliques était, en 1830, de 4 lit.42 et en 1870, de 8.56. Le nombre des cabarets qui était en 1830 de 1 sur 90 habitants, est actuellement de 1 sur 49 et même dans quelques centres industriels, de 1 sur 6 à 7 habitants (6).

(1) Voy. *Annales médico-psychologiques*, 1853, t, V, p. 51-53.

(2) Communication du Dr Fürste, médecin de l'asile de Vordinborg (22 jan. 1872).

(3) Communication du Dr Fürste (2 fév. 1872).

(4) *De Volksvriend* (l'ami du peuple) 1872, n° 307; et lettre de M. d'Engelbronner, secrétaire général de la société Néerlandaise pour l'abolition des boissons fortes (8 janv. 1872).

(5) Communication de M. Feith, inspecteur général des asiles d'aliénés des Pays-Bas (9 janv. 1872).

(6) Jansen, *De l'influence de l'usage et de l'abus des alcooliques sur la santé des ouvriers. Annales de la société de médecine d'Anvers*. Janv. 1872, p. 45.

Il n'existe pas de documents précis concernant la proportion, en Belgique, des cas de folie causés par les excès alcooliques. M. le Dr Vermeulen, inspecteur général du service des aliénés du royaume, auquel je m'étais adressé à cet effet, croit seulement pouvoir affirmer que le nombre en augmente tous les jours.

Sur les aliénés admis à l'asile de Saint-Julien à Bruges, pendant les 3 années 1864-1866, 13.14 p. 100 l'étaient devenus par suite d'excès alcooliques : 19 p. 100 pour les hommes et 11.30 p. 100 pour les femmes (1).

Sur 930 hommes admis à l'hospice Guislain, à Gand, pendant la période décennale 1853-1862, 120, c'est-à-dire 12.90 p. 100 étaient devenus aliénés par suite d'excès de boissons (2).

Dans le *Zollverein allemand*, la consommation de l'alcool est de 5 litres par tête.

A Berlin, d'après Casper, il y aurait un débit par quatre habitations.

Casper évalue à un tiers environ le nombre des aliénés admis dans les établissements de l'Allemagne par suite d'excès alcooliques.

D'après Boettcher, sur 100 suicides constatés en Allemagne, 56 seraient dus aux excès alcooliques.

§ V

Conclusions.

Des faits et considérations qui précèdent, nous croyons pouvoir tirer les conclusions suivantes :

1° Les liqueurs spiritueuses et particulièrement celles fabriquées avec les alcools de betterave et de grains ten-

---

(1) Documents inédits, communiqués par M. le Dr Van den Abeele.

(2) *Recherches statistiques faites à l'hospice des aliénés de Gand* (hospice Guislain), par B. Ingels. Gand, 1867, p. 32.

dent, sur tous les points de la France, à se substituer aux boissons naturelles, telles que le vin et le cidre.

2° Dans les départements où le cidre était naguère la seule boisson connue, la consommation et par suite la production tendent à diminuer.

3° Dans ces mêmes départements et en général dans tous ceux qui ne récoltent que peu ou pas de vin, la consommation des vins ordinaires qui commençait à y pénétrer avec l'aisance, ne peut plus aujourd'hui soutenir la concurrence avec les alcools du Nord dont le bon marché tend à généraliser la consommation.

4° Les alcools d'industrie qui n'étaient consommés d'abord que dans quelques départements du Nord, tendent depuis une vingtaine d'années à s'étendre de proche en proche dans toute la France.

5° Considérée dans l'ensemble du pays, la consommation de l'alcool a presque doublé de 1849 à 1869; elle est aujourd'hui de 2 lit. 54 par tête.

6° Dans la même période, ou plus exactement de 1857 à 1868, le nombre relatif des cas de folie de cause alcoolique a augmenté de 59 p. 100 chez les hommes et de 52 p. 100 chez les femmes.

7° Dans les départements qui ne récoltent ni vin ni cidre, mais produisent de l'alcool, la consommation annuelle s'est accrue en 20 ans de 3 lit. 46 à 5 lit. 88 par tête.

Dans ces mêmes départements, la proportion des cas de folie de cause alcoolique s'est accrue de 9.72 à 22,31 p. 100 chez les hommes et de 2.77 à 4.14 chez les femmes.

8° Dans les départements qui ne récoltent pas de vin, mais qui produisent à la fois du cidre et de l'alcool, la consommation de l'alcool par tête s'est accrue en 20 ans de 5 lit. 50 à 8 lit. 50.

Dans ces départements, la proportion des folies alcooliques, déjà très-forte en 1856, a doublé chez les hommes et n'a pas sensiblement augmenté chez les femmes.

9° Dans ceux qui ne produisent ni vin ni alcool, mais récoltent du cidre, la consommation de l'alcool, qui n'était que de 2 lit. 43 en 1847 est aujourd'hui de 4 lit. 08.

C'est dans ces départements que la proportion des cas de folie de cause alcoolique atteint les chiffres les plus élevés, surtout chez les femmes.

Elle était déjà en 1856 de 16.44 p. 100 chez les hommes et de 4.06 chez les femmes, et elle est aujourd'hui de 28.53 et de 9.18 p. 100.

10° Dans les départements qui ne récoltent ni vin, ni cidre, ni alcool, la consommation s'est accrue de 1 lit. 49 à 2 lit. 69.

La proportion des folies alcooliques s'est élevée de 7.37 à 10.25.

11° Dans ceux qui récoltent à la fois du vin et de l'alcool de vin, la consommation qui était de 0 lit. 53 en 1849, n'est encore aujourd'hui que de 1 lit. par tête.

Le nombre relatif des folies alcooliques ne s'est accru que de 7.63 à 11.40 ; les maladies mentales consécutives aux excès de boissons y sont relativement rares chez les femmes.

12° Dans ceux qui récoltent du vin et des alcools d'industrie, la consommation de l'alcool, déjà élevée en 1849, a presque doublé depuis 20 ans.

Le chiffre relatif des folies alcooliques a doublé chez les hommes et a augmenté chez les femmes dans la proportion de 5 à 7 (2.55 à 3.43.)

13° Dans les départements qui récoltent du vin, mais ne fabriquent pas d'alcool, la consommation annuelle de l'alcool s'est accrue en 20 ans de 1 lit. 75 à 3 lit. 92 par tête dans ceux qui consomment du cidre, et de 0 lit. 69 à 1 lit. 30 dans les autres.

Dans les premiers, les folies alcooliques ont augmenté chez les hommes dans la proportion de 20 à 25 et dans les seconds de 9.60 à 16 p. 100. Chez les femmes, l'augmentation dans les deux groupes n'a été que de 2 à 2.60 p. 100.

14° La consommation de l'alcool et le chiffre relatif des folies alcooliques ont donc plus particulièrement augmenté, toutes choses égales d'ailleurs, dans les départements qui récoltent et consomment du cidre.

15° Dans quelques départements où l'on boit relativement beaucoup de vin blanc et peu de boissons spiritueuses, comme dans la Vendée, les folies alcooliques paraissent aussi communes que dans ceux où l'on consomme surtout de l'alcool; mais dans les premiers, contrairement à ce qui se passe dans les autres, les folies alcooliques sont relativement très-rares chez les femmes.

16° Les excès de boissons n'agissent pas seulement en déterminant des accès de delirium tremens ou de folie alcoolique, mais aussi en plaçant les parents, au moment de la conception, dans des conditions toutes particulières qui ont une influence fâcheuse sur la santé physique des enfants et sur leur développement intellectuel et moral.

17° L'accroissement du nombre des suicides a suivi partout en France l'augmentation de la consommation des boissons alcooliques.

18° L'influence des excès de boissons et notamment des boissons spiritueuses sur la production des maladies mentales et du suicide n'est point un fait particulier à la France; elle a été observée dans tous les pays et notamment dans ceux qui consomment le plus d'alcool, tels que les Etats-Unis, l'Angleterre, l'Irlande, la Suède, le Danemark, la Russie, l'Allemagne, la Hollande et la Belgique.

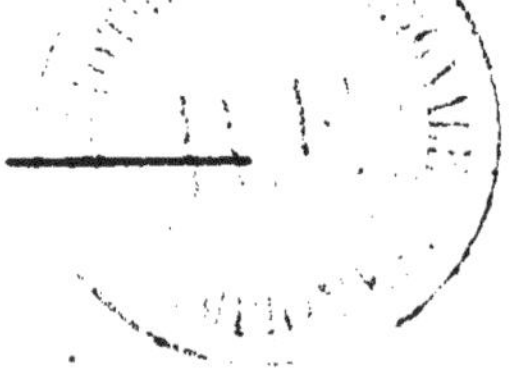

Paris. — Imp. de E. Donnaud, rue Cassette,

www.ingramcontent.com/pod-product-compliance
Ingram Content Group UK Ltd.
Pitfield, Milton Keynes, MK11 3LW, UK
UKHW021957260726
13994UKWH00004B/1796